MÉMOIRES

DES INJECTIONS INTRA-VEINEUSES
DE SÉRUM ARTIFICIEL A DOSES MASSIVES

DANS L'ANÉMIE SURAIGUË
CONSÉCUTIVE AUX HÉMORRAGIES PUERPÉRALES

par CH. MAYGRIER

Professeur agrégé, Accoucheur de Lariboisière (1).

Toutes les fois qu'une femme a été atteinte d'hémorragie puerpérale, quelle qu'en soit la cause, le devoir immédiat de l'accoucheur est de traiter l'anémie plus ou moins profonde qui en est
résultée.

Si cette anémie est légère, elle ne nécessite que des soins
hygiéniques et une médication tonique et réparatrice. Mais elle
peut être plus accentuée et affecter même une forme suraiguë,
pour ainsi dire. C'est particulièrement chez les femmes épuisées

(1) Communication faite à la Société obstétricale de France, le samedi
11 avril 1896 par M. Maygrier, en son nom et au nom de M. Le Damany, interne
des hôpitaux.

par des hémorragies répétées dues à l'insertion vicieuse du placenta que cette anémie grave est observée. En pareil cas les femmes arrivent à un tel état de faiblesse que la perte d'une quantité très minime de sang suffit parfois à amener une syncope mortelle. Et, si elles ne sont pas accouchées, l'accouchement lui-même, par la décompression inévitable qu'il entraîne, peut être suivi d'une terminaison fatale. J'ai eu malheureusement l'occasion d'assister plusieurs fois à des accidents de ce genre, la mère épuisée mourant rapidement ou même subitement, soit pendant le travail, soit peu après la délivrance.

Dans cette forme redoutable d'anémie post-hémorragique, il ne s'agit plus d'un simple traitement tonique, il faut à tout prix parer au danger immédiat, c'est-à-dire à la syncope qui va peut-être survenir.

J'ai insisté ailleurs (1) sur la nécessité qu'il y a, dans ces conditions, de remonter tout d'abord les forces de la femme si elle n'est pas accouchée, avant de la délivrer, et d'éviter l'emploi du chloroforme pendant les manœuvres obstétricales. Quant aux soins mêmes à donner à la malade, ils sont bien connus : ils consistent dans l'immobilité absolue, la tête basse, dans l'emploi de la chaleur, l'administration des boissons alcooliques à forte dose, les inhalations d'oxygène, puis les injections sous-cutanées d'éther et de caféine, la ligature des membres avec une bande élastique, etc., etc.

Enfin, un des moyens les plus précieux pour relever l'organisme défaillant est constitué par les injections d'eau salée ou de sérum artificiel, qui ont aujourd'hui remplacé à peu près complètement dans la pratique la transfusion du sang.

Ces injections peuvent se faire par deux voies différentes : sous la peau ou dans les veines, cette dernière voie étant réservée aux cas les plus graves et dans lesquels il est indispensable d'agir très rapidement. Depuis les faits malheureux dont j'avais été le témoin, je m'étais proposé de recourir aux injections intra-veineuses, si je me retrouvais en présence de cas analogues, et les beaux résultats publiés dans ces derniers temps par M. Lejars (2) ainsi que les discussions récentes à la Société de chirurgie (3), n'avaient fait que me confirmer dans cette résolution. L'occasion s'est présentée, et j'ai pu employer ce mode de traitement dans l'observation que je vais rapporter, grâce au concours de M. Le

(1) Ch. MAYGRIER, *Leçons de clinique obstétricale*, Paris 1893, p. 165 et suiv.
(2) LEJARS, *Presse médicale*, 1ᵉʳ janvier 1896.
(3) *Bullet. de la Soc. de chirurgie*, 10 décembre 1895 et 8 janvier 1896.

Damany, mon interne, rompu à la pratique de ces injections qu'il avait eu fréquemment à faire dans le service de son maître, M. Lejars.

Le but de cette communication, que je fais en mon nom et au sien, est de démontrer l'efficacité vraiment héroïque des injections intra-veineuses de sérum artificiel dans l'anémie aiguë post-hémorragique, à la condition toutefois de les faire à dose suffisante, et surtout de ne pas craindre de les répéter, jusqu'à ce qu'elles aient produit un effet durable. Je me propose en outre d'insister sur leur grande simplicité d'exécution et sur leur innocuité, et d'en préciser autant que possible les indications.

Sans entrer dans l'historique complet de la question, je veux seulement signaler tout particulièrement l'évolution récente qui s'est faite dans les esprits à l'égard des doses considérables auxquelles il convient d'employer les injections de sérum artificiel.

En Angleterre, où l'on s'est beaucoup occupé de ce traitement, l'avis unanime est d'injecter une grande quantité de sérum. Thomson (1) fait des injections de 1 à 2 litres, H. Spencer (2) de 950 gr. au moins, Rye Smith (3) de 1 à 2 litres; Horrocks (4) va jusqu'à trois litres et répète l'injection s'il y a lieu. Ce dernier auteur a émis sur le sujet qui m'occupe les propositions suivantes qu'il me semble intéressant de rapporter ici :

« 1° Quand un malade a succombé à une hémorragie rapide, il reste dans son organisme une quantité de sang suffisante pour le rappeler à la vie, si ce sang peut circuler.

2° La moitié du volume normal du sang peut remplir les mêmes fonctions que le volume total, si la rapidité de son mouvement est double.

3° La mort par hémorragie survient par le cœur, par suite de la chute de la pression sanguine.

4° Cette pression peut remonter si on transfuse une quantité de liquide égale à celle du sang perdu. »

En France, les doses massives ont été également préconisées et adoptées. M. Gervais de Rouville (5) a rapporté un certain nombre d'observations provenant du service de son maître, M. Lucas-Championnière, dans lesquelles des injections intra-veineuses, de

(1) H. Thomson, *Deutsche med. Wochensch.*, 1891, n° 19, p. 642.
(2) Spencer, *The Lancet*, London, 1892, vol. I, p. 1289.
(3) Rye Smith, *The Lancet*, London, avril 1892, p. 713.
(4) P. Horrocks, *Trans. of the Obstet. Society of London*, 1893, vol. XXXV, p. 430-450.
(5) Gervais de Rouville, Des injections intra-veineuses et sous-cutanées de sérum artificiel, *Nouveau Montpellier médical*, t. III, 1894.

1 litre 1/2 à 2 litres, et répétées, ont été faites chez des femmes anémiées par de graves hémorragies consécutives à l'hystérectomie.

Mais c'est surtout M. Lejars qui, récemment, a insisté sur la nécessité d'injecter de grandes quantités de sérum et de renouveler ces injections jusqu'à effet durable. Il a pu ainsi faire pénétrer dans la circulation 26 litres en neuf jours chez un de ses malades, atteint de péritonite traumatique, et ce traitement a été couronné de succès.

Dans les discussions qui ont eu lieu à ce sujet à la Société de Chirurgie, la plupart des chirurgiens se sont montrés favorables à cette pratique des injections à doses massives et répétées.

C'est là un point capital pour le succès de la méthode et sur lequel il était nécessaire d'insister tout d'abord.

Voici maintenant mon observation.

OBSERVATION

Insertion vicieuse partielle du placenta : hémorragies répétées. — Anémie aiguë et mort imminente. — Présentation de l'épaule ; version podalique sans extraction ; expulsion spontanée d'un fœtus mort-né. — Injections intra-veineuses de six litres de sérum artificiel en trois séances dans une journée. — Guérison.

Le 6 mars 1896, la femme P., âgée de 24 ans, ménagère, est amenée à la Maternité de l'hôpital Lariboisière dans un état très inquiétant. Elle a eu antérieurement deux accouchements qui se sont terminés à terme spontanément ; toutefois la durée du travail a été très longue, cinq jours pour le premier, quatre pour le second ; à aucun d'eux elle n'a eu d'hémorragie.

Les dernières règles remontent à la fin de juillet 1895. La grossesse a évolué normalement jusque vers le septième mois. Le 20 février 1896, elle s'est sentie fatiguée, a éprouvé des douleurs lombaires, et a eu une petite perte de sang. Le surlendemain, sans cause appréciable, sans douleur, elle avait une nouvelle perte également peu abondante.

Le 2 mars, après une marche assez longue, une troisième hémorragie est survenue, abondante cette fois, qui a duré plusieurs heures et s'est arrêtée spontanément. Le 4 mars, quatrième perte, considérable comme la précédente. Une sage-femme est appelée, qui fait une injection vaginale chaude.

Puis, le 6 mars, à 3 heures du matin, la femme a recommencé à perdre du sang, liquide d'abord, puis sous forme de gros caillots. Elle a fait venir une deuxième sage-femme qui a déclaré qu'il était urgent de la transporter à l'hôpital. Ce transport s'est effectué dans une charrette, de Saint-Denis, où habitait la malade, à Lariboisière, et a été très pénible. A son arrivée, elle était dans un état de faiblesse et de prostration tel qu'elle n'avait conscience de rien et ne pouvait donner aucun renseignement. La sage-femme de garde qui l'a reçue, a trouvé le vagin rempli de caillots. Après les avoir enlevés avec la main, et fait une injection vaginale, elle pratiqua le toucher et reconnut que le col avait une dilatation d'environ deux centimètres. Un caillot faisait saillie dans l'orifice et l'obstruait ; elle borna là son examen.

Un peu plus tard, le Dr Demelin, qui était présent, tenta une nouvelle exploration. Le palper lui démontra que la tête du fœtus occupait le flanc gauche ; il constata à ce niveau la crépitation de Negri, indice de la mort du fœtus. L'auscultation resta d'ailleurs négative. Par le toucher, il reconnut que le vagin s'était de nouveau rempli de caillots, et il jugea prudent de ne pas prolonger ses investigations.

Lorsque je vis la malade, elle était décolorée et froide, le pouls rapide et très faible. Mon premier soin fut, avant tout, d'essayer de la remonter un peu, dans la crainte d'une syncope au moment d'un nouvel examen. On l'entoura de linges chauds, on lui fit prendre une potion de Todd par cuillerées, et on lui fit des piqûres d'éther. A 10 heures du matin, on injecta sous la peau de la cuisse gauche 320 grammes de sérum artificiel.

Ce n'est qu'après cette injection, qui d'ailleurs ne produisit aucune modification sensible dans l'état de la malade, que je me décidai à l'examiner à mon tour. J'introduisis la main dans le vagin, et après en avoir retiré les caillots qui le remplissaient, je pus faire le diagnostic d'une présentation de l'épaule droite en acromio-iliaque-gauche. Le col était souple et dilatable ; je rompis les membranes, et j'amenai la main droite à la vulve pour y fixer un lacs ; puis je réintroduisis ma main, et pénétrant cette fois dans l'utérus, je pus saisir un pied et je l'attirai dans le vagin. Mais je ne continuai pas l'extraction, craignant de voir une syncope se produire, et résolu, pour cette raison, à ne laisser l'utérus se vider que lentement et progressivement, et à abandonner l'expulsion du siège à la nature.

Après ces manœuvres, pendant lesquelles la malade avait accusé d'assez vives souffrances, l'état général s'aggrava. Les personnes présentes furent frappées de sa pâleur cadavérique ; les lèvres avaient une coloration bleuâtre, le pouls était devenu incomptable, presque imperceptible. On pratiqua immédiatement plusieurs injections sous-cutanées d'éther, en même temps qu'on continuait à réchauffer la femme, et qu'on lui faisait respirer de l'oxygène sans interruption. Malgré tous ces soins, à onze heures, l'état de la malade était désespéré ; il était évident qu'elle ne pourrait supporter l'expulsion du fœtus, et qu'elle succomberait à la moindre tentative faite pour l'accoucher. La respiration était embarrassée, l'œil devenait vitreux et il n'y avait plus de réflexe cornéen ; la conscience était abolie, la mort semblait imminente.

C'est alors que je me décidai à recourir comme ressource suprême à une injection intra-veineuse de sérum artificiel. M. Le Damany mit à nu la veine médiane céphalique gauche et l'ouvrit ; puis il injecta dans le bout central de cette veine deux litres de liquide.

L'effet produit fut immédiat et surprenant. Avant même que l'injection ne fût terminée, nous assistâmes à une véritable résurrection. Le pouls commença à être perceptible, puis très net, régulier, enfin plein et même bondissant. La respiration reprit sa régularité ; la face perdit son aspect livide, et devint peu à peu rosée ; les lèvres, de cyanosées qu'elles étaient, recouvrèrent leur teinte rouge habituelle. En même temps, la malade ouvrait les yeux, et prononçait quelques paroles exprimant la sensation de bien-être qu'elle éprouvait.

A 11 heures 45, trois quarts d'heure après l'introduction des deux deux litres de sérum dans la circulation, l'amélioration diminuait ; la pâleur reparaissait peu à peu, le pouls faiblissait de nouveau. A midi 1/4 des douleurs expultrices se montraient, et à midi 25 un fœtus mort-né de 1,420 grammes était expulsé par le siège.

Après l'accouchement, l'état général de la femme redevenait aussi grave qu'avant l'injection intra-veineuse. La ligature des membres inférieurs avec des bandes de caoutchouc ne produisait aucun effet. On constatait de nouveau une pâleur cadavérique, une teinte violacée des lèvres, la presque absence du pouls. Fort heureusement l'utérus était dur et rétracté, et aucune perte de sang n'avait lieu.

La malade paraissait donc encore une fois sur le point de succomber.

Dans ces conditions, à 1 heure 15, M. Le Damany fait dans la veine basilique droite une nouvelle injection de deux litres de sérum, en prenant la précaution d'enlever au cours de l'injection les bandes de caoutchouc qui comprimaient les membres inférieurs.

De même qu'à la première injection, la mourante revient à la vie, et les mêmes phénomènes de résurrection se produisent.

A 1 heure 25, on constate que le placenta est dans le vagin, et la délivrance est effectuée à l'aide de quelques tractions sur le cordon. L'examen du délivre confirme le diagnostic d'insertion vicieuse. Les membranes ont été rompues au ras d'un cotylédon presque entièrement détaché.

Une assez notable quantité de caillots qui était accumulée dans l'utérus a été expulsée en même temps que le placenta, et il s'est écoulé aussi un peu de sang liquide. Une injection chaude intra-utérine arrête cette hémorragie, qui, si légère qu'elle soit, suffit pourtant pour modifier une fois de plus l'aspect de la malade. La face est redevenue pâle, ainsi que les lèvres et les conjonctives ; toutefois le pouls reste plein et bat 140 fois par minute.

Pendant toute l'après-midi, on fait inhaler de l'oxygène d'une façon presque constante. La malade transpire continuellement ; à plusieurs reprises, elle urine sous elle, assez abondamment. Le cathétérisme est pratiqué une seule fois pour recueillir de l'urine, qui est analysée : elle ne contient pas trace d'albumine. La soif est vive et est à peine apaisée par l'ingestion incessante de gorgées de grogs ou de lait glacé. Il se produit quelques vomissements, simplement alimentaires.

A 4 heures du soir, la température est de 37°,7. A 6 heures 30, M. Le Damany constate que le pouls s'affaiblit de nouveau et que sa fréquence augmente encore. L'amélioration produite par les deux injections de sérum tend à disparaître. Il pratique alors une troisième injection de deux litres de sérum ; la découverte d'une veine du bras a été cette fois assez difficile, et ce n'est qu'à la troisième incision qu'une veine suffisamment grosse a pu être mise à nu.

La quantité totale de sérum injectée dans le système circulatoire est maintenant de six litres. Après cette dernière injection, les modifications produites dans le facies, le pouls et la respiration sont les mêmes qu'après les injections précédentes.

A 7 heures du soir, la température est de 37°,8. A ce moment, la malade s'endort jusqu'à 9 h. 1/2. Elle s'éveille alors, un peu agitée, et demande à boire à plusieurs reprises. A 10 heures, on lui fait encore respirer un ballon d'oxygène de 30 litres.

La quantité totale de gaz qu'elle a absorbé en 12 heures a été de 250 litres.

A partir de minuit, la malade s'est endormie d'un sommeil tranquille.

Le 7 mars, son aspect est rassurant; elle a conscience de tout ce qui se passe autour d'elle, et répond avec netteté aux questions qui lui sont adressées. La face reste toujours pâle, et le pouls, encore rapide, est plein et bondissant. La température du matin est de 37°, celle du soir de 37°4.

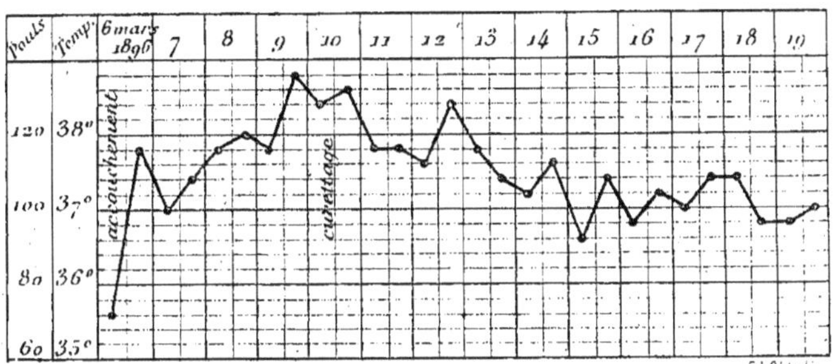

Fig. 1.

Le 8 mars, malgré tous les soins antiseptiques donnés à la malade, sa température s'élève à 38°; une injection intra-utérine est prescrite. Dans la soirée, elle a des sueurs profuses et se plaint d'une vive douleur dans le côté droit; elle tousse un peu, pourtant l'auscultation ne révèle rien d'anormal.

Le 9 mars, le point de côté a disparu, mais la température atteint 38°8 le soir; le ventre n'est nullement douloureux.

Il s'agit évidemment d'accidents infectieux qui, peu inquiétants chez une autre malade, acquièrent une certaine gravité en raison de l'anémie profonde de la femme et du peu de résistance de son organisme.

Aussi le 10 mars, la température étant encore de 38,2, je prescris le curettage de l'utérus, qui est fait dans l'après-midi avec toutes les précautions possibles et sans anesthésie. La curette a ramené une assez grande quantité de débris putrides d'odeur fétide; on a dû la manier très prudemment en raison de la mollesse extrême du tissu utérin, afin d'éviter une perforation. Pendant le curettage, il s'est écoulé environ 200 grammes de sang. Cette faible perte a affaibli beaucoup la malade, qui est très pâle. Le pouls reste bon cependant.

Pendant 24 heures, on la laisse dans le repos le plus absolu, et elle ne prend que du lait et des boissons alcoolisées.

A partir de ce moment, tout est rentré dans l'ordre, et l'état général est devenu de jour en jour plus satisfaisant.

Le 19 mars, les plaies produites par les injections de sérum sont cicatrisées, et la malade demande à se lever le 20 mars.

La pâleur des téguments persiste, mais les forces sont revenues complètement, et la femme P. quitte le service en très bon état le 29 mars.

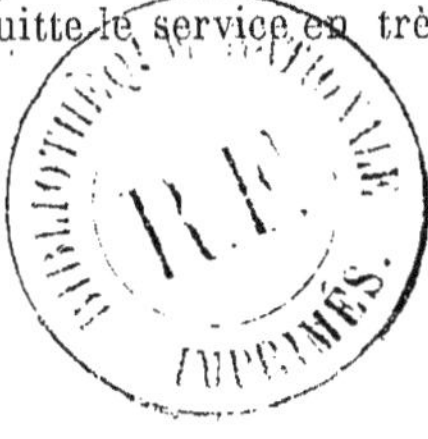

J'ai eu l'occasion de la revoir quinze jours plus tard ; elle était encore un peu pâle, mais en excellente santé.

Cette observation présente un grand intérêt, car elle est absolument démonstrative à deux points de vue. Elle prouve en effet, d'une part, l'efficacité instantanée de l'injection intra-veineuse à dose massive ; et de l'autre la nécessité de renouveler l'injection jusqu'à ce que son action devienne durable.

Ma malade était dans un état tellement grave qu'à la première tentative faite pour la délivrer, sa mort parut imminente.

Et cependant, j'avais essayé de la remonter par tous les moyens habituels, et particulièrement à l'aide d'une injection sous-cutanée de 320 grammes de sérum artificiel, qui était restée sans effet. C'est alors qu'une première injection intra-veineuse de deux litres de sérum la rappela à la vie ; mais bientôt, après une amélioration passagère, les accidents reparaissaient tout aussi menaçants. Une seconde injection, faite deux heures après la première, les conjurait de nouveau. Cette fois l'action du traitement persistait davantage. Cependant une troisième injection était nécessaire pour assurer la permanence de la guérison. La malade avait ainsi reçu six litres de sérum dans son appareil circulatoire en quelques heures.

C'est à la persévérance avec laquelle le traitement a été poursuivi qu'elle a dû son salut. Je n'en veux pour preuve qu'une observation très suggestive rapportée récemment par M. Jayle (1). Une femme est profondément anémiée par une hémorragie post partum : elle est pâle et refroidie, son cœur bat à peine, la respiration s'arrête... Une injection de 1500 grammes de sérum est faite dans une veine brachiale. Aussitôt la mourante revit, elle parle, elle demande à boire. Elle paraît sauvée ; mais une heure plus tard, l'effet de l'injection cesse de se faire sentir ; la femme retombe dans le même état qu'auparavant, et elle ne tarde pas à succomber. Dans ce cas, on n'a pas fait de nouvelle injection, et c'est à cette abstention qu'il est vraisemblable d'attribuer la terminaison fatale.

Je tiens à insister encore sur un autre point : celui de ne pas opérer sans avoir relevé autant que possible les forces de la patiente. Or, dans les cas très graves, l'injection intra-veineuse est un moyen héroïque de la ranimer, et de lui permettre de supporter l'intervention nécessaire. Rye Smith a publié cinq observations de traumatismes graves suivis d'hémorragie et de collapsus.

(1) JAYLE, *Presse médicale*, 4 janvier 1896.

Avant d'intervenir par un acte opératoire quelconque, il a injecté à ses blessés du sérum dans les veines. Il a pu avoir ainsi trois guérisons.

Les injections intra-veineuses sont encore peu répandues dans la pratique obstétricale. On les considère assez volontiers comme dangereuses et d'une exécution difficile, et on ne peut se garder de certaines appréhensions quand il s'agit de faire passer directement dans le sang une quantité aussi considérable de liquide. Ces craintes ne sont heureusement pas justifiées, comme je vais le prouver en décrivant le manuel opératoire de ces injections, leurs indications et contre-indications, enfin leurs résultats.

Manuel opératoire. — L'outillage que nécessitent les injections intra-veineuses est très simple. Un bistouri, une sonde cannelée, deux pinces hémostatiques, une pince à disséquer, une aiguille de Reverdin et des crins de Florence.

Pour faire l'injection, on peut se servir d'un injecteur ordinaire terminé par une canule vaginale en verre effilée à la lampe. M. Le Damany recommande l'appareil suivant, qui est d'une

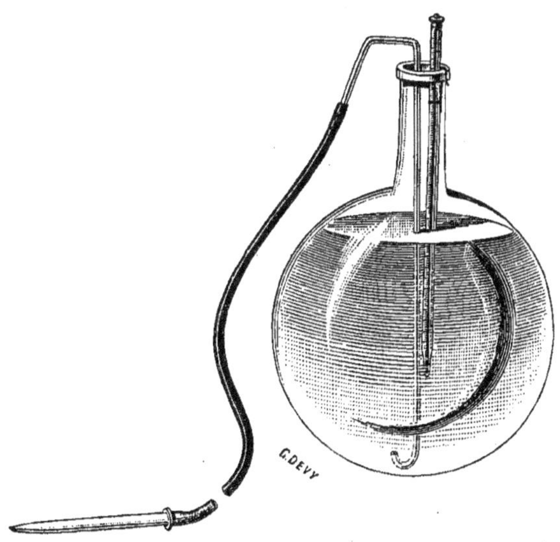

Fig. 2.

grande simplicité. Il se compose d'une canule en verre effilée à la lampe, d'un tube de caoutchouc qui s'adapte par une de ses extrémités à la canule, par l'autre à un tube en verre bicoudé, décrivant une sorte de C très allongé ; ce tube plonge au fond du ballon dans lequel le sérum a été préparé (fig. 2).

Cet appareil a l'avantage de ne nécessiter aucun transvasement du sérum. Pour produire l'écoulement, il suffit de chasser l'air du tube de caoutchouc par une expression faite avec les doigts de haut en bas. Le vide ainsi produit détermine l'ascension du liquide qui s'écoule par le mécanisme du siphon.

La canule en verre effilée mérite une courte description. On prend une canule vaginale quelconque et on l'effile soi-même à la lampe comme une pipette. La pointe est ensuite brisée à un endroit où elle a 2 à 3 millimètres de diamètre, et on l'use sur une meule, de façon à lui donner la forme d'un biseau, ce qui rend plus facile son introduction dans la lumière de la veine. Les bords sont émoussés à la flamme.

Les avantages de cette canule sont les suivants. On peut la nettoyer très facilement et l'aseptiser d'une façon parfaite. Elle permet de s'assurer qu'aucune bulle d'air ne pénètre dans la veine. Par sa forme conique, elle peut s'adapter au calibre de toutes les veines, qu'il est inutile de lier autour d'elle. Enfin, grâce à son extrémité émoussée, elle ne lèse jamais la veine.

Tout ce matériel doit être aseptisé avec soin. Le meilleur procédé consiste à stériliser toutes les parties en métal ou en verre à la chaleur sèche, à 200 degrés, les autres à l'autoclave, à 120°, de même que le sérum.

On se sert habituellement du sérum artificiel préparé suivant la formule du professeur Hayem :

<pre>
Chorure de sodium,........   5 grammes.
Sulfate de soude............   10   —
Eau distillée..............   1000   —
</pre>

Au moment de s'en servir, après qu'il a été filtré et stérilisé, on le chauffe à 40° ou 41°. Un thermomètre stérilisé plonge dans le liquide, et donne la température pendant toute la durée de l'opération.

Quant à l'opération elle-même, elle est d'une exécution très aisée.

En général, il faut choisir pour l'injection une veine du membre supérieur, celles des membres inférieurs étant souvent variqueuses et pouvant contenir des caillots. Chez les personnes exsangues, les veines sont peu visibles, même après qu'on a placé une ligature sur la racine du membre ; aussi est-on parfois obligé de faire une incision cutanée dans l'une des régions où l'anatomie indique la présence d'importantes veines superficielles.

En tout cas, la veine doit toujours être découverte à l'aide du bistouri. Quand elle est mise à nu et bien isolée avec la sonde cannelée, on cesse toute compression du membre, et on place une pince à forcipressure sur son extrémité périphérique. La paroi du vaisseau est saisie avec une pince à griffes, puis on y taille une petite valve, qui est relevée avec la pince, et au-dessous de laquelle il sera aisé d'introduire la pointe de la canule dans la lumière de la veine (fig. 3).

La canule étant alors tenue de la main droite, la pointe haute, on laisse sortir le liquide qui s'est refroidi dans le tube ; puis, le ballon est élevé à une hauteur donnée et on introduit l'extrémité de la canule dans la veine pendant qu'un aide laisse le liquide s'écouler lentement ; de cette façon on évite l'introduction de l'air et celle des caillots qui auraient pu se former à l'orifice de la veine. La canule est poussée jusqu'à ce que les parois veineuses l'embrassent. Le liquide alors ne peut refluer.

Pour s'assurer que la pénétration du sérum s'effectue bien, il suffit d'appuyer légèrement la pulpe de l'index sur le trajet de la veine : un frémissement très nettement perceptible indique le passage du liquide.

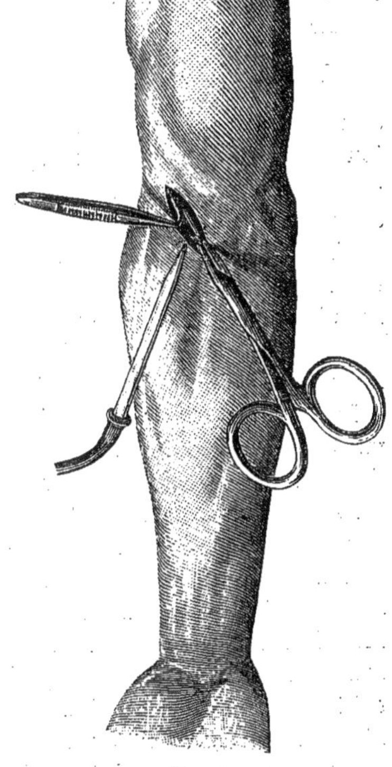

Fig. 3.

Si ce passage ne se fait pas, c'est que la canule n'est pas dans l'axe de la veine ou qu'elle heurte une valvule ; il suffit, pour faire disparaître cet inconvénient, de modifier la direction de la canule, et de l'enfoncer davantage, ou de la retirer un peu.

A quelle hauteur doit être placé le réservoir? On peut la faire varier entre 50 centimètres et 2 mètres sans inconvénients. Toutefois, il est évident que la pénétration du liquide devra être d'autant plus rapide qu'on élèvera davantage le récipient, puisqu'on augmente ainsi la pression. Or on doit s'arranger de façon à ce que les deux litres de sérum pénètrent dans le sang en 15 minutes au moins et 20 à 25 au plus.

Il serait périlleux d'abaisser le réservoir du sérum au-dessous du niveau de la veine dans laquelle la canule est introduite ; on produirait ainsi une véritable aspiration du sang qui se coagulerait au contact de la canule ; si on élevait à nouveau le récipient, des caillots pourraient être projetés dans le torrent circulatoire. Si l'on commettait cette faute, il faudrait retirer immédiatement la canule de la veine.

Un accident qui semble redoutable est la pénétration d'air dans la veine. Mais elle est d'une part facile à éviter si l'on se conforme aux règles que je viens d'exposer ; et d'autre part, elle n'est pas toujours très dangereuse : M. Le Damany a vu deux fois l'introduction d'une bulle d'air assez grosse ne déterminer absolument aucun accident.

L'injection terminée, on suture l'ouverture cutanée avec un ou deux crins de Florence, en ayant soin de faire passer l'aiguille sous la veine de façon à éviter toute hémorragie.

Un excellent adjuvant des injections de sérum artificiel est l'oxygène, qu'il est important de faire inhaler à très fortes doses.

Indications et contre-indications. — Je n'ai absolument en vue dans ce travail que le traitement de l'anémie aiguë consécutive aux hémorragies puerpérales. Je laisse donc de côté le lavage du sang dans les traumatismes graves compliqués d'infection dans la septicémie chirurgicale ou puerpérale, etc. (1).

L'indication formelle des injections intra-veineuses de sérum artificiel dans les hémorragies réside dans la gravité de l'anémie. Ce n'est que lorsque la femme est dans une situation qui semble désespérée, *in extremis*, qu'on doit recourir à ce traitement. En effet, quand le cas est moins grave, les injections sous-cutanées de sérum sont parfaitement suffisantes et produisent d'excellents effets. Les injections intra-veineuses s'adressent donc aux cas extrêmement graves où la mort est imminente, où il est indispensable d'agir vite, aux cas en un mot où il y a urgence à réveiller l'action du cœur en faisant circuler les globules qui restent dans les vaisseaux.

(1) Voy. Delbet, De l'hématocatharsise, lavage du sang. *Presse médicale,* 22 février 1896.

Ces conditions peuvent se trouver réalisées à la suite de toutes les hémorragies puerpérales, qu'elle qu'en soit l'origine, qu'il s'agisse de déchirure de l'utérus, de rupture de grossesse tubaire (Horrocks), d'insertion vicieuse du placenta, d'inertie utérine post partum, etc.

Effets produits et résultats. — On pourrait craindre que l'introduction d'une grande quantité de sérum dans l'appareil circulatoire ne détermine quelque accident. Or les faits prouvent que la pénétration du sérum dans les veines n'a été suivie d'aucune sensation pénible. Au contraire, les malades se sentent revivre et accusent un bien-être général.

Il est habituel de constater une transpiration et une diurèse très abondantes. Aussi est-il important de s'assurer auparavant du bon fonctionnement du filtre rénal ; car si les reins étaient altérés, il y aurait contre-indication à l'emploi des injections intra-veineuses.

Les résultats immédiats fournis par ces injections sont surprenants ; il y a vraiment rappel à la vie. Bien qu'il soit très difficile de donner des chiffres absolument exacts, on peut dire, en se basant sur les faits publiés, que les injections intra-veineuses réussissent une fois sur deux, ce qui est une proportion remarquable, étant donnée l'extrême gravité des cas auxquels elles s'adressent.

Conclusions.

Contre l'anémie aiguë post-hémorragique, en cas de mort imminente, alors que tous les moyens habituels, y compris les injections sous-cutanées de sérum, restent infructueux, et qu'il y a urgence à agir vite, nous possédons une ressource précieuse dans l'injection intra-veineuse de sérum artificiel. Ces injections, qu'il faut faire d'emblée à la dose massive de 1 litre 1/2 à 2 litres, agissent instantanément et avec une puissance extrême. Leur effet n'est souvent que momentané, et pour obtenir un résultat durable il ne faut pas craindre de les répéter plusieurs fois, même à quelques heures d'intervalle.

Elles n'exigent qu'une instrumentation très simple et facile à se procurer, et sont d'une exécution aisée. Faites avec prudence et suivant les règles que j'ai indiquées, elles ne sont nullement dangereuses, et ne peuvent déterminer aucun accident. Elles sont donc à la portée de tout praticien.

Les inhalations d'oxygène sont un adjuvant d'une grande utilité.

En terminant, je ne puis mieux résumer ma pensée que par cette phrase qui est une des conclusions du mémoire d'Horrocks et qui ne saurait être trop méditée :

« On ne devrait jamais laisser mourir une femme d'hémorragie sans avoir essayé de la sauver à l'aide d'injections d'une grande quantité de sérum artificiel dans les veines. »

PARIS. — IMPRIMER' V. LEVÉ. RUE CASSETTE, 17.